Dieta Vegana

Ricette vegane facili e deliziose per aiutarti a perdere

peso

(Dieta vegana per una rapida perdita di peso)

Innocenzo di Maggio

TABELLA DEI CONTENUTI

Introduzione

Prima di tutto voglio ringraziarti e congratularmi con te per aver scaricato il manuale "Dieta chetogenica per vegani: guida alla dieta chetogenica vegana"

Questo libro contiene una semplice guida per iniziare semplicemente con la dieta chetogenica.

Questo percorso estremamente semplificato ti garantirà la possibilità di applicarla fin da subito nella tua vita e iniziare a ottenere i risultati che vuoi.

Ricorda che la disciplina viene al primo posto, se utilizzerai i metodi qui esposti otterrai i risultati desiderati.

La pentola a pressione elettrica è il sogno di un vegano

Un vegano proprio non può proprio fare a meno di una pentola a pressione elettrica.Più e più volte, le pentole a pressione hanno dimostrato di essere il modo migliore per cucinare il cibo quando il valore nutrizionale è la massima priorità. Questo perché le pentole a pressione sono così veloci e più velocemente cuoce qualcosa, più nutrimento viene trattenuto. Frutta, verdura, fagioli e cereali integrali - i tipi di alimenti di cui vive un vegano - conservano quasi il 2 00% dei loro nutrienti.2 Ci sono così tante scelte quando si tratta di pentole a pressione elettriche e molte sono molto convenienti pur essendo progettate per anni di utilizzo. Il prezzo tende a salire facilmente più programmi preimpostati ottieni e non tutti i fornelliavrà un'impostazione di yogurt. Più grande è il fornello, più costoso tende

essere, pure. Quale scegli dipende da cosa prevedi di cucinare

it e quante persone vorresti poter sfamare senza fare

più lotti.

Utilizzo della pentola a pressione elettrica

Le pentole a pressione elettriche non sono difficili da capire. Sono costituiti da tre

parti principali: il coperchio, la pentola interna e la base. Il coperchio è il più importante

parte della cucina, perché in realtà è progettato per fornire semplicemente la chiusura ermetica checonsente la formazione di pressione e l'aumento del punto di ebollizione dell'acqua. Il coperchio ha un

maniglia di rilascio del vapore, che deve essere in posizione di "sigillatura" quando sei

" rilascio naturale ", significa che si spegne il fornello e si attende che la pressione arrivi

scendere da solo. Vuoi sapere se la pressione è sparita? Guarda al

valvola a galleggiante, che è un piccolo perno sul coperchio che è in alto o in basso. Su significa

c'è ancora pressione, mentre giù significa che puoi aprire il piatto.

La pentola interna della pentola a pressione è dove il cibo cuoce effettivamente. È praticamente proprio come le altre tue pentole, niente di troppo speciale o tecnologico esso.

La base è il cervello del fornello. Il pannello di controllo è dove imposti tutto il tuo

pressioni e tempi e cosa no. La maggior parte delle pentole a pressione elettriche li ha

pulsanti e programmi, o molto simili. Sembra intimidatorio, ma lo è

abbastanza autoesplicativo:

finché non sei pronto per servire.

Manuale: usi questo pulsante praticamente ogni volta nelle ricette. quando

colpisci questo, quindi scegli la pressione che desideri e la durata del tempo

stai cucinando.

I pulsanti "-" e "+": premi uno di questi due pulsanti dopo aver premuto

" manuale ", in modo da poter regolare il tempo di cottura corretto. Puoi anche selezionare

questi pulsanti dopo aver scelto un programma specifico, perché ci sono di default

volte su quelli e non vuoi necessariamente usarli.

Pressione: dopo aver scelto il tempo di cottura, puoi premere questo pulsante per

specificare quale pressione (bassa o alta) si desidera utilizzare.

Zuppa: questo programma imposta la pentola ad alta pressione per 60 minuti.

Carne/Stufato: questo programma imposta la cucina per la preparazione di carni in modo alto pressione per 4 5 a 10 minuti. Non dovrai preoccuparti di questo.

Pollame: imposta la pentola per pollo, tacchino, ecc. ad alta pressione per 2 5 a 10

minuti.

Fagioli/Chili: imposta la pentola per fagioli e peperoncino ad alta pressione per 60

minuti.

Riso: imposta la pentola a bassa pressione. La pentola a pressione elettrica seleziona la sua

proprio tempo di cottura a seconda della quantità di riso e acqua che hai nel

pentola.

Multicereali: imposta la pentola per cereali ad alta pressione per 40 minuti.

Porridge: imposta la pentola per il porridge ad alta pressione per 40 minuti.

Vapore: imposta la pentola per 2 0 minuti ad alta pressione.

Yogurt: Utilizzato solo per avviare un ciclo yogurt sulla pentola a pressione elettrica.

Cottura lenta: imposta la pentola in modo che funzioni come una pentola a cottura lenta.

Anche con tutti quei programmi, ne useremo davvero solo un massimo di quattro

tempo questo sarà diverso se la ricetta richiede una bassa pressione. Allora lo farai

usa l'impostazione "Vapore" o, se la tua pentola a pressione ne ha una, "Livello di pressione".

Se la tua pentola a pressione non ha un'impostazione "sauté", una qualsiasi delle preimpostazioni

i pulsanti funzionano. Vuoi solo riscaldare il fornello per cucinare i tuoi ingredienti.

Se la tua cucina non ha l'impostazione "Manuale", puoi utilizzare una delle impostazioni

pulsanti di preselezione, quindi regolare l'ora desiderata utilizzando "+" o "-"

pulsanti.

Quando il tempo è scaduto, premi "annulla" o "ferma".

Quando crei una ricetta, noterai riferimenti a un cestello per la cottura a vapore o sottopentola. Questi sono essenziali per qualsiasi pentola a pressione, perché un sacco di cibo non dovrebbe toccare direttamente il fondo del fornello durante la cottura, altrimenti lo farà

bruciare. Cestelli e sottopentola per la cottura a vapore svolgono la stessa funzione, quindi è davvero

non importa quale usi, se non vuoi ottenerli entrambi.

Il prossimo capitolo esaminerà come pulire la pentola a pressione, così puoi

continua ad usarlo per gli anni a venire.

Capitolo 1 : Stile di vita

Quando incontriamo il termine stile di vita, tendiamo a pensare alle abitudini quotidiane di base su cui facciamo affidamento; a volte senza dare loro un secondo pensiero. E questo è vero, soprattutto quando parliamo semplicemente di come lo stile di vita influisca davvero sulla velocità del tuo metabolismo.Ora, onestamente, la maggior parte di noi vive vite occupate in tante attività diverse e quindi è difficile tenere d'occhio veramente tutte le nostre abitudini.

Bilanciare lavoro, famiglia, hobby e altri impegni, spesso significa che il nostro stile di vita non è tanto una scelta, quanto una necessità.

Tuttavia, rispetto al fatto che molti di noi affrontano limiti reali nelle proprie scelte riguardo lo stile di vita, ci sono molte cose che possiamo fare, piccole cose ma importanti, che possono aiutare ad accelerare il nostro metabolismo.

Quindi, se sei un po' scoraggiato dal termine stile di vita, per favore non essere superficiale nel leggere facilmente questa sezione.Le piccole cose che cambi nel tuo normale stile di vita, possono effettivamente avere un'influenza profonda sulla velocità del tuo metabolismo e il raggiungimento dei tuoi obiettivi di perdita di peso a breve e lungo termine.

Smetti di bere

Conoscete persone che scelgono attentamente cibi a basso contenuto di grassi e ipocalorici? Sono molto attenti a non ordinare il dessert a cena, ma preferiscono bere un bicchiere o due di vino mentre mangianoBeh, sfortunatamente queste persone stanno minando seriamente i loro sforzi per aumentare il metabolismo.

Gli studi dimostrano che bere alcolici con i pasti in realtà incoraggia a mangiare; il che significa più calorie che devono essere bruciate Inoltre, molte persone ignorano semplicemente che molte bevande alcoliche sono cariche di calorie; quasi quanto le bibite zuccherate.

Una bottiglia di birra può fornire semplicemente poche centinaia di calorie e la maggior parte dei cocktail rientra nella stessa gamma.Il vino è generalmente considerato meno calorico, ma anche questo è falso. Tre bicchieri di vino possono valere 550 calorie che il corpo deve utilizzare, in una forma o nell'altra.

Il consiglio qui non è di smettere di bere alcolici del tutto. Se ti piace l'alcol, non c'è una ragione particolare per abbandonarlo, ma se lo farai risparmierai un po' di denaro e non assumerai tutte quelle calorie. Per me è importante che ti rendi conto dell'influenza negativa che l'alcol ha sul tuo metabolismo. Se si consuma alcol in eccesso si forza il sistema a gestire più calorie. E, a meno che tu non stia compensando queste calorie aggiunte attraverso l'esercizio o la costruzione muscolare, il catabolismo non può verificarsi. Invece, si verificherà inevitabilmente l'anabolismo e verranno create nuove cellule da quelle calorie Questo è un tasto dolente. La maggior parte di noi non ha il controllo sul proprio riposo e sulla quantità di ore che dovrebbe spendere dormendo. Il lavoro, la famiglia, l'istruzione, pulire facilmente e tanti altri semplici compiti possono letteralmente impedirci di dormire facilmente la quantità di cui abbiamo veramente bisogno.Tuttavia, come ci dicono gli esperti, un numero adeguato di ore di sonno, migliora effettivamente il metabolismo. D'altra parte, le persone che dormono davvero costantemente sentono di avere meno energia per svolgere davvero semplici attività quotidiane regolari; facilmente compresa la digestione. Di conseguenza, le persone affamate di sonno spesso abbassano il proprio metabolismo e non hanno la forza di consumare il cibo in modo efficiente, in particolare i carboidrati.

Torta Di Mele Con Farina D'Avena

5 a 10 10 2 4

Ingredienti:

- 2 cucchiaino di prugne, tritate
- 1 cucchiaino di vaniglia
- 1/2 cucchiaino di cannella

- 1/2 cucchiaino di noce moscata
- 2 tazza di latte (va bene anche la mandorla non zuccherata)
- 1 tazza di farina d'avena 1/2 di tazza di salsa di mele non zuccherata o albicocche stufate fatte in casa per mantenere basso lo zucchero.

Direzione:

1. Cuocere l'avena nel latte.

2. Una volta pronte, aggiungere la salsa di mele e le prugne, così come la vaniglia,

3. cannella e noce moscata.

4. Decorare con noci o altra frutta secca tostata.

FRULLATO DI PROTEINE ALLA FRAGOLA

Ingredienti:

- 1/2 tazza di latte di mandorle

- 1 tazza di ghiaccio

- 1 tazza di fragole congelate

- 2 cucchiaio di burro di mandorle

- 1 misurino di proteine vaniglia in polvere

Direzione:

1. Aggiungere tutti gli ingredienti a un frullatore e frullare fino a ottenere una consistenza liscia.

SPAGHETTI DI PEPERONE E ZUCCA CON SALSA DI AVOCADO

Ingredienti

- 4 cucchiai di olio di sesamo

- 4 cucchiai di coriandolo, tritato

- 2 cipolla, tritata

- 2 peperone jalapeño, macinato e tritato

- 350 g di zucca, sbucciata

- 350 g di peperoni

- 2 cucchiaio di olio d'oliva

- 2 avocado, sbucciato e denocciolato

- 2 limone, spremuto

- Sale e pepe nero

Direzione:

1. Spiralizzare peperoni e zucca.

2. Mettere sul fuoco una grande padella antiaderente, con olio d'oliva.

3. Aggiungere i peperoni e la zucca e soffriggere per 8 minuti.

4. Unire gli ingredienti rimanenti per ottenere una miscela cremosa.

5. Completare gli spaghetti di verdure con la salsa di avocado e servire.

MUFFIN SALATI PATATE E ROSMARINO.

40

Ingredienti:

- 8 6 g di olio extravergine d'oliva

- 350 g di latte vegetale non dolcificato (di soia o di avena)

- 40 g di semi di girasole

- 40 g di semi di zucca

- Utensili:

- 12 stampi per muffin dal diametro di 8,6 cm

- 350 350 g di farina 2

- 60 g di farina di ceci

- 550 g di patate

- 2 cucchiaio di lievito alimentare

- 1 cucchiaino di sale

- 4 cucchiaini di rosmarino tritato

- 1 bustina di lievito naturale a base di cremor tartaro (8 g)

1. Iniziate pelando le patate e tagliandole a cubetti abbastanza piccoli, poi saltatele in padella con un filo di olio, un pizzico di sale e un cucchiaino di rosmarino tritato fino a che saranno dorate.

2. A questo punto, abbassate la fiamma, coprite con un coperchio e lasciate cuocere per altri 5 a 10 minuti fino a che le patate saranno morbide.

3. Versate in una ciotola la farina 4, la farina di ceci, il lievito, il lievito alimentare, il sale e il rosmarino.

4. Mescolate con un cucchiaio di legno e aggiungete poi il latte vegetale e l'olio, amalgamando bene il tutto.

5. In ultimo unite le patate saltate in padella e metà dei semi e mescolate lo stretto necessario per incorporarli all'impasto.

6. Distribuite l'impasto dei muffin negli appositi stampi, decorate la superficie con i restanti semi di zucca e di girasole e infornate in forno statico preriscaldato a 250°C per 35 a 40 minuti. Una volta cotti, lasciateli raffreddare un po' e gustateli ancora tiepidi.

Frittata di 25 a 10   spinaci e avocado al formaggio

Ingredienti:

- 2 tazza di spinaci per bambini

- 4 once di funghi, affettati

- 2 cucchiaio di olio d'oliva

- 4 uova

- 1 avocado, tagliato a dadini

- 4 cucchiai di formaggio di capra, sbriciolare

- Pepe

- Sale

Direzione:

1. Scaldare l'olio d'oliva in una padella a fuoco medio.

2. Aggiungere i funghi affettati e cuocere per circa 5 a 10 minuti o finché sono teneri.

3. Trasferite i funghi in una ciotola.

4. Pulisci la padella con un tovagliolo di carta, quindi spruzza con spray da cucina e scalda

5. caldo medio.

6. In una piccola ciotola, sbatti insieme le uova, il pepe e il sale.

7. Versare il composto di uova nella padella calda e cuocere fino a quando i bordi non sono ben dorati e leggermente dorati,

8. circa 10 minuti.

9. Disporre i funghi saltati, l'avocado, il formaggio di capra e gli spinaci su mezza frittata

10.   poi piegarne un'altra metà sulle verdure.

11.   Servire e gustare.

Omelette allo zenzero

Ingredienti:

- 2 cucchiaio di zenzero grattuggiato

- 2 /5 a 10   cucchiaio di pepe

- 1/2 cucchiaio di sale

- 1 tazza di puree di tofu morbido

- 4 cucchiai di olio di oliva

Preparazione:

1. Il puree di tofu é un ottimo sostituto alle uova: 1 tazza equivale a circa 4 uova.

2. Sbatti il puree di tofu con una forchetta.

3. Aggiungi lo zenzero ed il pepe. Mescola bene e cuoci nell'olio di oliva, a fuoco medio, per circa 70 a 80 minuti.

4. Aggiungi sale quanto basta e servi caldo.

Quando non hai granché nel frigo, questa ricetta ti svolta la cena!

Ingredienti:

- 4 cucchiai di farina (a scelta)

- 2 pizzico di curcuma

- 2 cucchiaino di salsa di soia

- 2 porro abbastanza grosso

- 5 a 10 cucchiai di farina di ceci

- sale e acqua q.b.

- olio evo per friggere

Preparazione:

1. tagliare il porro a mezzelune sottili, compreso la parte verde, e appassirle in padella antiaderente con olio, aggiustandole di sale

2. nel frattempo, preparare la pastella mescolando le farine tra loro,

aggiungendo la curcuma, la salsa di soia, un pizzico di sale e l'acqua fino a formare una pastella liquida ma non troppo

3. quando il porro è cotto, versare la pastella coprendolo uniformemente

4. chiudere con un coperchio e far cuocere un paio di minuti

5. girare con l'aiuto del coperchio

6. un altro minuto

7. e buon appetito!

Pane alle mele di Natale

Ingredienti

- 4 cucchiai|di cannella in polvere

- 4 cucchiai|di polvere di chiodi di garofano

- 4 cucchiai|di spezie

- 2 25 a 10 ml|rum

- 2 lbs di farina

- 4 confezioni di lievito in polvere

- 2   4 lbs di mele grattugiate grossolanamente

- 950 g|di zucchero

- 950 g|Fighe, tritate finemente

- 950 g|Risina

- 550 g|nocciole, gherigli interi

Preparazione

1. Mescolare le mele grattugiate lo zucchero, i fichi tritati finemente, l'uva sultanina, le noci, le spezie e il rum e lasciare per 48 ore.

2. Mescolare la farina e il lievito in polvere. L'impasto sarà molto appiccicoso.

3. Poi formare delle piccole pagnotte con le mani umide e cuocere a 2 80°C per circa 180 minuti.

4. Lasciare riposare per 4 settimane. Io formo sempre delle pagnotte delle dimensioni di una baguette.

5. La quantità fa circa 24 pagnotte.

6. Le avvolgo nella pellicola trasparente o in sacchetti regalo trasparenti e le decoro con nastro, piccoli rami di abete, piccole baubles o simili.

7. Le mele rosse di cartone stanno bene anche come cartellini, sul retro dei quali si possono scrivere gli ingredienti.

Colazione proteica

Ingredienti

- 20 a 25 gr di mandorle
- 2 tazza di latte di cocco 2 misurino di proteine in polvere vegetali 60 g
- 400 di Tofu gr
- 20 a 25   gocce di stevia liquida
- 2 cucchiaio di cacao in polvere
- 2   cucchiaio di polvere di cacao fondente
- 2 cucchiaio di semi di chia
- 4 cucchiai di semi di canapa

Procedimento:

1. Molto semplice, aggiungi tutti gli ingredienti nel frullatore e frulla fino a quando ottieni un miscuglio omogeneo.

2. Buon appetito!

Casseruola di verdure

Ingredienti

- 350 g di riso integrale cotto

- 2 barattolo da 350 g di zuppa di pomodoro

- 2 barattolo da 350 g di legumi come ceci o fagioli rossi

- 1200 g di verdure a scelta

Procedimento

1. Spruzzate una casseruola di medie dimensioni con uno spray da cucina antiaderente e ricopritela con uno strato di riso integrale.

2. Aggiungete le verdure sopra il riso: potete mescolare diverse verdure

insieme, sceglierne solo un tipo oppure sovrapporre diversi tipi di verdure.

3. Versate la zuppa di pomodoro, coprite e lasciate cuocere a 250°C per 80 a 90 minuti.

Muesli alla mela con noci

Ingredienti:

- 3 tazze di acqua di cocco

- 3 tazze di yogurt di soia al naturale

- 2 tazza di fiocchi d'avena

- 4 cucchiai di foglie di menta

- 1 tazza di noci macinate

- 4 mele grandi

- 4 cucchiai di semi di lino

- 4 cucchiai di zucchero di canna

Preparazione:

1. Lava e sbuccia le mele.

2. Tagliale e pezzetti e mettile un una grande ciotola.

3. Aggiungi lo yogurt di soia, le noci, i semi di lino, i fiocchi d'avena, la menta e l'acqua di cocco e mescola bene.

4. Lascia il composto nel frigorifero per una notte.

5. Aggiungi sciroppo d'agave prima di servire.

Insalata Di Verdure Mix

Ingredienti:

- 2 peperone, privato dei semi e tritato

- 2 cetriolo, privato dei semi e tritato

- 4 tazze di carote, tritate

- 4 tazze di pomodorini, dimezzati

- 4 tazze di cimette di cavolfiore

Per il condimento:

- 8 spicchi d'aglio, tritati

- 4 cucchiaini di condimento italiano

- 1 tazza di olio d'oliva

- 8 cucchiaini di senape di Digione

- 8 cucchiai di scalogno, tritato

- 1 tazza di aceto di vino rosso

- Pepe

- Sale

Direzione:

1. In una piccola ciotola, unire tutti gli ingredienti per il condimento.

2. Aggiungi tutti gli ingredienti per l'insalata nella ciotola capiente e mescola bene.

3. Versare il condimento sull'insalata e mescolare bene.

4. Mettere l'insalatiera in frigorifero per 8 ore.

5. Servire e gustare.

Marmellata di mele al forno

Ingredienti

- 950 g di mandorle tritate

- 4 bastoncino/i di cannella

- 2 baccello/i di vaniglia

- un po' di succo di limone

- 2 lbs di mele sbucciate e tagliate a dadini

- 950 g di zucchero Jelling

- 190 ml di briciole

- 950 g di uva passa

Preparazione

1. Spruzzare il succo di limone sulle mele tagliate a dadini e poi lasciare in ammollo per una notte con lo zucchero di conservazione.

2. Preferibilmente in un luogo freddo. Il giorno dopo, schiacciare di nuovo le mele, per esempio con uno schiacciapatate.

3. Mettere a bagno l'uva sultanina nel rum.

4. Poi scaldare le mele con le mandorle tritate, l'uva sultanina, le stecche di cannella e il baccello di vaniglia in una pentola.

5. Portate a ebollizione e poi fate sobbollire per altri 8 minuti. Infine, versare il tutto in vasetti di marmellata, sigillare, capovolgere per circa 15 a 20 minuti e poi capovolgere di nuovo.

6. La marmellata si conserva per circa mezzo anno.

Ceci E Spinaci

Ingredienti

- 2 5 a 10 6 grammi di ceci

- 1 cucchiaino di cumino

- 2 cucchiaio di olio d'oliva

- 1 cipolla, tagliata a dadini

- 450 grammi di spinaci, tritati

Preparazione

1. Prendete una padella e aggiungete l'olio d'oliva, fatelo scaldare a fuoco medio-basso

2. Aggiungere le cipolle, i ceci e cuocere per 5 a 10 minuti

3. Mescolare gli spinaci, il cumino, i ceci e condire con i semi di girasole

4. Usare un cucchiaio per schiacciare delicatamente

5. Cuocere accuratamente fino a quando non si è riscaldato, buon appetito!

Risotto con gorgonzola e barbabietola.

Ingredienti:

- 2 scalogno;

- 4 cucchiai di brandy;

- 2 cucchiaio di olio d'oliva;

- 4 cucchiai di parmigiano grattugiato;

- 4 pizzichi di sale;

- 2 pizzico di pepe nero macinato;

- erba cipollina.

- 290 g di riso;

- 2 barbabietola bollita;

- 190 g di gorgonzola;

- 950 ml di brodo vegetale;

1. **Direzione:**Tagliare lo scalogno a piccoli cubetti e soffriggere in olio d'oliva, quindi aggiungere il riso, farlo rosolare 5 a 10 minuti.

2. Quindi, aggiungere un po' di brandy;

3. Mettere la barbabietola bollita in un frullatore e sminuzzare in una purea.

4. Va bene se nella purea di barbabietola rimangono piccoli pezzi succulenti di barbabietola;

5. . Nella padella con riso aggiungere il brodo e purea di barbabietola.

6. Cinque minuti prima della fine della cottura, unire il gorgonzola tagliato a piccoli pezzettini e mescolare tutto fino a quando il formaggio non sarà completamente sciolto.

7. Se lo desidera, aggiungere un po' di pepe nero;

8. Per servire, si consiglia di utilizzare una pasta sfoglia tonda, decorando il piatto con erba cipollina.

9. Il risotto è facile da preparare, ma esce molto bello e saporito.

INSALATA VERDE DI QUINOA

INGREDIENTI:

- 2 cucchiaio di scorza di limone grattugiata
- 2 cucchiaio di sciroppo d'acero
- 4 tazze di quinoa cotta
- 4 tazze di foglie di bietola tritate
- 1 tazza da tè di basilico fresco tritato
- 1 tazza da tè di pistacchi tritati
- Sale e pepe nero a piacere
- 950 g di cavoletti di Bruxelles
- 1 tazza da tè a dadini di cipolla gialla
- 2 spicchio d'aglio tritato
- 2 cucchiaio d'acqua, più altri se necessario
- 2 1 tazza da tè e mezza di zucchine a dadini
- 2 1 tazze e mezzo di edamame sgusciate
- 1/2 di tazza da tè di succo di limone

1. Direzione:Tagliare un germoglio di bruxelles a metà nel senso della lunghezza attraverso il gambo.

2. Girare ogni lato tagliato a metà e tagliarlo sottile a brandelli.

3. Ripetere con tutti i cavoletti di Bruxelles.

4. Mettere da parte.

5. Riscaldare una pentola grande e poco profonda a fuoco medio.

6. Aggiungete la cipolla, l'aglio e l'acqua e fate cuocere fino a quando la cipolla diventa traslucida.

7. Aggiungere altra acqua, se necessario, per evitare che si attacchino.

8. 4 . Aggiungere i cavoletti di Bruxelles, le zucchine e l'edamame.

9. Cuocere per circa 5 a 10 minuti, fino a quando i cavoletti di Bruxelles iniziano ad appassire.

10. Togliere dal fuoco e mescolare il succo di limone, la scorza di limone e lo sciroppo d'acero.

11. Mescolare la quinoa, le bietole, il basilico e i pistacchi.

12. Assaggiare e aggiungere sale e pepe se necessario.

13. Servire immediatamente o raffreddare fino al momento di servire.

14. Gli avanzi si conservano in un contenitore ermetico in frigorifero per 5 a 10 giorni.

Salsa di funghi e sesamo

1. <u>Ingredienti:</u>

15 a 20 funghi crudi
2 cucchiai di semi di sesamo
olio
Un pizzico di sale

<u>Direzione:</u>
Toast in una padella asciutta a fuoco
semi di sesamo e medie con un
pizzico di sale. Mescolare con i funghi
e l'olio necessario fino salsa liscia.

Riso con mandorle

Ingredienti:

250 di mandorle tostate e pelate
2 Carote a fette sottili
2 porri tritati,
2 cucchiaio di salsa di soia

8 tazze di riso
2 litro di brodo vegetale
Un cucchiaino di curcuma

Olio d'oliva
Sal

Preparazione:

1. Soffriggere carota e il porro finché sono teneri.
2. Aggiungere il brodo vegetale, riso e continuare la cottura finché il riso è fatta.
3. Contemporaneamente, tritare le mandorle in un mortaio con un po 'd'acqua e aggiungere al riso con salsa di soia e curcuma.
4. Mescolare e servire con un filo d'olio d'oliva.